AF124877

Andreas Pichelmayer

Die Abnehm Blaupause

Wie ich ohne Sport und ohne zu hungern 10 Kilos abgenommen habe.

Eine Schritt-für-Schritt Anleitung

© 2014 Andreas Pichelmayer

Autor: Andreas Pichelmayer
Umschlaggestaltung: Andreas Pichelmayer

Herstellung und Verlag:
BoD – Books on Demand, Norderstedt
ISBN 978-3-7357-6127-9

Printed in Germany

Inhaltsverzeichnis

Vorwort

Lieber Leser, liebe Leserin!

Da ich es in meinen Büchern und E-Books immer so halte, erlaube ich mir, dich mit „du" anzusprechen. Ich möchte dich mit diesem Buch an der Hand nehmen und dir zeigen, wie ich in wenigen Wochen 10 Kilo abgenommen habe und wie auch du es schaffen kannst, indem du einfach die gleichen Schritte gehst. Daher komme ich mir wie ein Freund von dir vor, der dir mit Rat und Tat zur Seite steht.

Du findest auf den folgenden Seiten alle Informationen, die für dich wichtig sind, um das gleiche Ergebnis zu erzielen, das ich erreichen konnte und das in ähnlicher Form von vielen Menschen vor und nach mir erreicht wurde. Es gibt zwar einen kurzen Theorieteil, aber dieser beschränkt sich darauf, die Zusammenhänge zu erklären. Wenn du dich näher damit beschäftigen möchtest, dann findest du im Anhang Literatur und weiterführende Hinweise dafür.

Ich habe den Inhalt bewusst kurz und bilderlos gehalten, damit du dich auf die wesentlichen Punkte konzentrieren kannst und schnell zu der Umsetzung der Inhalte kommst.

Ich wünsche dir viel Spaß beim Lesen und viel Erfolg beim Abnehmen!

Dein Andreas Pichelmayer

Theorieteil

Meine persönliche Geschichte

Ich habe im Februar und März 2014 selbst 10 kg abgenommen und ich habe dabei auch 3 Wochen lang hCG-Tropfen genommen. Über das Hormon hCG berichte ich in einem der nächsten Kapitel genauer. Ich selbst habe jedoch einen ganz anderen Ansatz gewählt. Durch meine Ausbildungen als Kinesiologe ist mir vollkommen bewusst, was im Körper passiert und welchen Schaden man mit solchen Kuren und Diäten anrichten kann.

Derzeit sind Kuren mit hCG sehr populär und so wurde ich auch auf diese Abnehmmethode aufmerksam gemacht. Üblicherweise werden bei der hCG-Diät zwei Phasen eingehalten: Abnehmphase und Stabilisierungsphase – jeweils 3 Wochen.

Für mich war klar, dass ich mir das so nicht antun möchte. Ich habe daher vorher andere Erfahrungsberichte zur Diät gelesen und festgestellt, dass bei vielen der Teilnehmer auch die Beschwerden, die ich befürchtet hatte, wirklich aufgetreten sind. Vor allem die Kopfschmerzen sind ein Zeichen für nicht ausgeschiedene Gifte. Beim schnellen Fettabbau werden auch Gifte wie Schwermetalle, Lösungsmittel, Hormone etc. aus dem Fett- und Bindegewebe gelöst und wenn diese nicht gebunden und ausgeschieden werden, dann gelangen sie auch ins Gehirn und ins Zentralnervensystem. Ein wesentlicher Teil bei meiner Ausbildung in der Kinesiologie nach Dr. Klinghardt beschäftigte sich genau mit diesem Thema der Entgiftung. Es gibt inzwischen genug

Studien, die einen Zusammenhang von Schwermetallen und Krankheiten wie Alzheimer, chronischen Schmerzen, ADHS u.a.. aufzeigen. Diese Studien werden jedoch nicht von den großen Firmen finanziert und sind daher nicht häufig - und werden natürlich auch nicht gerne veröffentlicht.

Nun, das war dann also nicht mein Weg. Auf der weiteren Suche stieß ich dann auf eine amerikanische Variante der Kur, die den beiden oben genannten Phasen noch eine Entgiftungs- und Aufbauphase voranstellte. Das entsprach schon eher meinen Vorstellungen von "gesund abnehmen". Ich kannte eine Kur einer deutschen Heilpraktikerin, die genau diese Voraussetzungen erfüllte. Es handelt sich dabei um die Magen-Darm-Kur von HP Elisabeth Schwarz-Schmid. Im Anhang findest du einen Link zu einem Video, in dem Elisabeth genauer die einzelnen Schritte erklärt. Ich werde mich im Praxisteil vor allem um die Umsetzung kümmern.

Daher machte ich im Februar 2014 diese Darmsanierungskur, um meine Verdauung und die Ausscheidungsorgane wie Leber und Nieren darauf vorzubereiten. Da ich schon einige Wochen am Harmonisieren meines Hormonhaushaltes war, nahm ich auch die dafür eingesetzte Creme weiter. Diese Creme, die ich später noch genauer vorstelle, verbessert das Verhältnis von Progesteron und Östrogen. Laut Dr. Platt ist ein schlechtes Verhältnis dieser beiden Hormone mitverantwortlich für Übergewicht – speziell am Bauch. Das Buch von Dr. Platt war für mich auch der Anlass dafür, mir diese Kur näher anzusehen.

Zur gleichen Zeit begann ich auch schon die Ernährung umzustellen und die Kalorien zu reduzieren. Mit der doppelten Dosis der Creme konnte ich die Kalorien bereits zu diesem Zeitpunkt, auch ohne hCG, auf rund 500 Kalorien senken – ohne Hungergefühl! Die Erklärung dafür ist eigentlich ganz einfach: Wenn der Körper länger als zwei Tage weniger als 50g Kohlenhydrate pro Tag bekommt, dann stellt er auf Fettverbrennung um, was in der Fachsprache Ketose heißt. Zusätzlich reguliert Progesteron die Insulinausschüttung und in Folge den Blutzuckerspiegel. Die optimale Versorgung mit Vitalstoffen verhindert auch die Heißhungerattacken. In dieser Zeit verlor ich die ersten 5 kg!

Im März nahm ich dann auch die hCG-Tropfen dazu und ernährte mich genau nach dem Diätplan. So konnte ich in 3 weiteren Wochen wieder 5 kg verlieren. Ich nahm auch die Nahrungsergänzung, so wie vom Hersteller der Tropfen empfohlen: Chlorella, Spirulina, Mineralstoffe, Vitamine, Antioxidantien und MSM. Zusätzlich nahm ich aber auch noch ein Produkt mit Fettsäuren aus zwei Gründen: die essentiellen Fettsäuren müssen zugeführt werden und Omega3 ist wichtig für die Leber! Hier weiche ich wesentlich vom ursprünglichen Diätplan ab. Mir ist es in diesem Falle aber lieber, ein paar Gramm weniger zu verlieren, als meine Leber zu überfordern.

Die dritte Phase, die Stabilisierungsphase, machte ich dann etwas lockerer als im Diätplan beschrieben. Es ist jetzt Anfang Juli und ich bin noch immer auf meinem Wunschgewicht – genau genommen in der Zwischenzeit sogar ein Kilo darunter. Von einem befürchteten Jo-Jo-

Effekt jedoch auf jeden Fall keine Spur! Zusätzlich sind auch meine Verdauungsprobleme weg und nach knapp zwanzig Jahren auch mein Heuschnupfen. Das ist jedoch auf die Darmsanierung zurückzuführen. Darüber spreche ich auch in meinen Vorträgen. Termine und weitere Informationen dazu findest du im Anhang.

Ich habe mich also für einen anderen Weg entschieden als für den allgemein derzeit überall beworbenen, da es mir wichtig war, auch die Nebenwirkungen und Folgeschäden zu vermeiden. Der Weg ist zwar etwas länger und verursacht natürlich auch höhere Kosten, aber das sollte es im eigenen Interesse schon wert sein. So kann man die Nebenwirkungen der hCG-Diät auf jeden Fall einschränken bzw. komplett vermeiden. Auch alle Personen, die die Diät, so wie ich, gemacht haben, konnten ähnliche Ergebnisse erzielen.

Wer die Diät länger durchführen möchte, sollte sich ohnehin von einem Diätologen oder einem Arzt begleiten lassen, da es zu schweren Folgeschäden, die hin bis zum Tod führen können, kommen kann, wenn man einseitige Diäten zu lange macht.

Die Folgen von Übergewicht

Übergewicht hat neben körperlichen Beschwerden auch Auswirkungen auf die Psyche und das soziale Umfeld der betroffenen Personen. Auch Personalchefs schauen natürlich auf den Gesundheitszustand von Bewerbern und wenn sich Personen mit starkem Übergewicht bewerben, befürchten sie, dass Krankenstände vorprogrammiert sind.

Hier eine Auflistung typischer Beschwerden, die durch Übergewicht hervorgerufen werden:

- Angstzustände

- Arteriosklerose

- Cellulite

- Chronische Müdigkeit

- Depressionen

- Durchblutungsstörungen

- Gelenkschmerzen

- Kreislaufprobleme

- Leistungsschwäche

- Nervosität

- Pessimismus

- Rückenbeschwerden

- Schlafstörungen

- Venenleiden

- u.v.m.

Aus den vielen Erfahrungsberichten von Personen, die bereits die später vorgestellten Schritte gegangen sind, wissen wir, dass sich ein Großteil der vorher angeführten Beschwerden verbessern oder im Idealfall sogar verschwinden. Da jede Person darauf anders reagiert, kann ich jetzt nicht sagen, welche Verbesserungen bei dir auftreten werden. Die Chancen stehen jedoch gut, dass sich dein Leben in den kommenden Wochen, sofern du die vorgeschlagenen Wege gehst, wesentlich verändern wird.

Die Cura Romana

Die ursprünglich Form dieser heute meist unter dem Namen hCG-Kur bekannten Kur stammt von einem britischen Arzt namens Dr. Simeons. Da er die Kur in Rom entwickelte, wird sie auch heute noch in Ärztekreisen als Cura Romana bezeichnet.

Er beschäftige sich jahrelang mit dem Thema Abnehmen und glaubte nicht an den Ansatz, dass eine Gewichtszunahme nur durch zu viel Essen zustande kommt. Schließlich fand er den Zusammenhang zwischen dem Hormon hCG (humanes Choriongonadotropin) und Gewicht heraus. Es handelt sich dabei um ein Schwangerschaftshormon, das auch in den Fetthaushalt des Körpers eingreift. Es wird sowohl von Frauen als auch Männern gebildet, jedoch in der Schwangerschaft während der ersten Woche in sehr großem Ausmaß. Auch die meisten Schwangerschaftstests messen den Anstieg dieses Hormons.

Seine Variante der Kur bestand noch aus der Gabe von Spritzen mit dem Hormon, das aus dem Urin von schwangeren Frauen gewonnen wird. Es gibt auch heute noch Ärzte, die diese Kur so machen und dafür tausende Euros verlangen. In der Zwischenzeit wurde jedoch ein Weg gefunden, das Hormon auf homöopathischer Basis herzustellen. Es wirkt genauso, ist billiger und kann selbst ohne Arzt genommen werden.

Dieses Schwangerschaftshormon regt auch den Hypothalamus an und dieser sorgt dafür, dass Fett verbrannt wird - ohne Hungergefühl. Der Hypothalamus hat gewisse Gewichtswerte eingespeichert. So konnte ich jahrelang nicht unter 85 Kilo kommen. Auch mit Sport und diversen Diäten und Kuren war bei diesem Gewicht immer Endstation. Durch die Regulierung des Progesteron- und Östrogenhaushalts und die zusätzliche Gabe von hCG konnte ich diese Marke durchbrechen und nach 6 Wochen mein Zielgewicht von 76 kg erreichen. Dieses neue Gewicht wurde durch die Gabe von hCG als neues Gewicht eingebrannt und läßt sich jetzt auch mühelos halten - so wie früher die 85 kg. Wer mehr über das hCG erfahren möchte, der kann die Details in folgendem Buch nachlesen: "Die hCG Diät" von Anne Hild, Bezugsquelle im Anhang.

In Amerika gab es einen Bestseller-Autor, Kevin Trudeau, der in seiner Variante der Kur eine Reinigungsphase voranstellte. Das war ein interessanter Ansatz, der mich in Folge auch dazu bewog, vorher eine Darmsanierung zu machen. Da Trudeau jedoch nur eine Leber- und Nierenreinigung machte, erzielte er mit dieser Form keine Gewichtsreduktion. Durch die Magen-Darm-Kur, die ich empfehle, kommt es bereits in dieser Zeit zu erkennbaren Gewichtsverlusten. Trudeau verwendete auch noch die Spritzen, während heutzutage üblicherweise die Tropfen verwendet werden.

Nebenwirkungen und Begleiterscheinungen

Vollkommen überzeugt von der Unbedenklichkeit der zeitlich begrenzten Einnahme von hCG war ich, nachdem ich ein Gutachten eines Wiener Sachverständigen finden konnte, der in seinem Bericht davon ausgeht, dass keine Nebenwirkungen feststellbar sind. Das deckte sich auch mit den Erfahrungsberichten von Menschen, die schon damit abgenommen hatten.

Viele Absolventen der Kur berichteten jedoch auch noch von folgenden positiven Begleiterscheinungen:

- kein Muskelschwund

- Allergien verschwunden

- Darmprobleme verbessert oder ganz beseitigt

- Bedarf an Insulin gesunken oder Diabetes weg

- mehr Energie während und nach der Kur

- besserer Schlaf

Auch bei mir selbst verschwanden die jahrelange Pollenallergie und die Verdauungsstörungen.

Drei Schritte zum Abnehmerfolg

Magen-Darm-Phase

Vielen ist der Satz "Der Tod sitzt im Darm" sicherlich schon einmal untergekommen. Der Darm ist der Sitz unseres Immunsystems, wesentlicher Teil unseres Stoffwechsels und Brutstätte von vielen Parasiten. Einige dieser Darmmitbewohner sind sehr wohl wichtig für unseren Körper und unterstützen den Darm bei der Verdauung, aber es gibt auch welche, die dort nicht hingehören, da sie uns schaden. Im Zusammenhang mit dem Abnehmen möchte ich hier nur erwähnen, dass Parasiten bereits im Darm Vitalstoffe wie Vitamine und Mineralstoffe aufnehmen und diese dann nicht für unseren Körper zur Verfügung stehen. Das kann in Folge zu Heißhungerattacken führen. Wir essen zwar genug, aber es kommt nicht in der Blutbahn an, da sich vorher schon Schmarotzer am Buffet im Darm bedient haben.

Diese Parasiten brauchen ein bestimmtes Milieu im Darm, um überleben zu können. Wenn wir jetzt unsere Ernährung umstellen und mit verschiedenen Vitalstoffen die Darmflora wieder aufbauen, dann verschwinden auch diese Parasiten. Das ist der erste Grund, warum ich diese Phase für sehr wichtig halte.

Der nächste Grund ist die Entgiftung des Körpers. Wir alle sind vergiftet! Wir können uns gar nicht dagegen wehren, da unsere Umwelt bereits einen Vergiftungsgrad erreicht hat, der uns nicht entkommen lässt.

Was wir jedoch tun können, ist, die Gifte, die wir bereits in uns haben, wieder aus dem Körper zu entfernen und die Zufuhr, soweit es für uns kontrollierbar ist, zu unterbinden. Wir können leider nicht kontrollieren, was wir einatmen, aber wir können uns z.B. für Körperpflegeprodukte entscheiden, die ohne bedenkliche Inhaltsstoffe wie Natriumlaurylsulfat, Erdölprodukte und andere Inhaltsstoffe, die als krebserregend eingestuft werden, auskommen.

Du wirst dich jetzt wahrscheinlich fragen, was das mit Abnehmen zu tun. Dazu musst du wissen, dass solche Giftstoffe, wenn sie vom Körper nicht ausgeschieden werden können, zuerst im Fett- und Bindegewebe zwischengelagert werden. Sobald jetzt eine Abnehmkur begonnen wird, werden auch diese Giftdepots aufgelöst. Zuerst werden die Ablagerungen im Bindegewebe und, sobald die Fettverbrennung einsetzt, auch die Ablagerungen im Fettgewebe gelöst und gelangen über das Blut in die Leber. Wenn diese bereits am Limit arbeitet, dann kann sie die zusätzliche Belastung nicht verarbeiten und die Gifte kommen wieder in den Blutkreislauf zurück und werden an anderen Stellen im Körper einlagert. Das kann jetzt aber auch im Gehirn oder im Zentralnervensystem passieren. Dazu hat Dr. Klinghardt in den letzten 20 Jahren sehr intensive Forschungen angestellt. Seiner Ansicht nach sind die Folgen von Gifteinlagerungen dort Krankheiten wie ADHS, Autismus, Alzheimer, chronische Schmerzen u.v.a.

Für mich macht es somit keinen Sinn, dieses Risiko auf sich zu nehmen, nur um ein paar Kilos abzunehmen. Solange die Gifte im Gewebe gelagert sind, richten sie relativ wenig Schaden an. Wenn sie aber im Blut zirkulieren und an den falschen Stellen ankommen, ist der Schaden einer Kur größer als der Nutzen. Das Problem dabei ist, dass es nicht weh tut, nicht zu spüren ist und oft Jahre benötigt, bis die Folgen erkennbar sind. Das geht aus der jahrelangen Arbeit von Dr. Klinghardt und anderen Therapeuten rund um den Erdball eindeutig hervor.

Daher sollten zuerst der Darm und die Ausscheidungsorgane gestärkt werden. Wie das gemacht wird und welche Mittel ich dafür verwendet habe, beschreibe ich im Kapitel über die Vitalstoffe. Wie bereits erwähnt kommt es auch in dieser Phase zu einer Gewichtsreduktion. Die verlorenen Kilos liegen im Bereich von 3 bis 8 kg in diesen 3 Wochen.

Für Personen, die unter den eindeutigen Zeichen einer sogenannten Östrogendominanz leiden, ist es auch ratsam in dieser Phase mit dem Ausgleich des Verhältnisses von Progesteron zu Östrogen zu beginnen. Dazu verwende ich eine Harmonisierungscreme, die durch die besonderen Inhaltsstoffe den Körper dazu anregen, mehr Progesteron zu produzieren. Es ist keine Hormonersatztherapie. Anzeichen für eine Östrogendominanz können folgende Punkte sein: Bierbauch, Reiterhosen, PMS, ADHS, u.a. Es gibt dazu eine sehr interessante CD von Dr. Lee und das Buch von Dr. Platt. Wer sich dafür interessiert, kann diese in meinem Onlineshop bestellen.

Abnehmphase

Diese Phase ist sozusagen das Kernstück der Abnehmkur. Hier kommt nun das homöopathische hCG zum Einsatz. Ich habe dafür die Tropfen der Firma Hormony verwendet, und zwar aus folgenden Gründen: Die Tropfen sind fertig abgefüllt und man kann sofort damit beginnen. Es gibt einen kompletten Diätplan dazu und sie sind ohne Rezept zu bekommen. Man könnte sich auch in der Apotheke homöopathische hCG-Tropfen herstellen lassen. Das kann jedoch auf der einen Seite rezeptpflichtig sein und auf der anderen Seite ist es eine Frage der Potenz, diese zu verwenden ist. Wenn ich in Folge von Tropfen schreibe, dann meine ich immer die Tropfen der Firma Hormony, die Bezugsquelle findest du im Anhang.

In dieser Phase wird die Kalorienzufuhr auf rund 500 Kalorien pro Tag reduziert. Dank der Tropfen verspürt man jedoch kein Hungergefühl, bleibt fit und voll einsatzfähig. Ich habe die Abnehmkur neben meinem Beruf ausgeübt und war jeden Tag im Einsatz und voll bei der Sache. In diesen drei Wochen werden Lebensmittel vermieden, die Zucker, viel Kohlenhydrate und Fett enthalten.

In den ersten zwei Tagen kann es zu Kopfschmerzen kommen, die von der Umstellung der Körpers auf die Fettverbrennung stammen. Wenn die passenden Vitalstoffe genommen werden, so sollten die Kopfschmerzen nach zwei Tagen vorbei sein und in Folge auch nicht mehr auftreten. Wenn es jedoch doch dazu kommt, so kannst du einfach ein paar Tage die Einnahme der Vital-stoffe erhöhen, um deinen Körper dabei zu unterstützen, die Entgiftung zu bewerkstelligen.

Wichtig ist es, diese 21 Tage durchzuhalten. Nach 21 Tagen wird der Hypothalamus neu programmiert und das neue Gewicht brennt sich ein. Wenn dazwischen verbotene Lebensmittel genommen werden oder die Einnahme der Tropfen unterbrochen wird, so wird es sehr wahrscheinlich wieder zu einer Zunahme des Gewichts führen.

Frauen sollten die Abnehmphase nach der Monats-blutung beginnen. Männer können jederzeit starten. Im Schnitt verlieren Frauen in dieser Zeit 8 – 10% und Männer zwischen 10 und 12 % des Körpergewichts. Es können auch zwei Abnehmphasen hintereinander ge-macht werden, also insgesamt 42 Tage. Das führt natür-lich zu einem höheren Gewichtsverlust. Diese Möglich-keit unterscheidet die Kur mit den Tropfen auch von der Kur mit den Spritzen: Bei der Spritzenkur muss nach je-weils 21 Tagen eine mehrwöchige Pause eingelegt wer-den. Bei der Kur mit Tropfen können auch immer wie-der Abnehmphasen hintereinander durchlaufen werden. Ich habe einen Bericht eines Mannes gelesen, der in et-was über 300 Tagen somit rund 100 kg abgenommen hat.

Stabilisierungsphase

Sobald die Abnehmphase vorbei ist, kommt die Phase der Stabilisierung. Nach 21 Tagen ist also das neue Gewicht im Hypothalamus einprogrammiert und in den nächsten 3 Wochen geht es darum, dieses Gewicht zu halten und zu festigen. Hier kannst du auch schon wieder mehr Kohlenhydrate zu dir nehmen und langsam die Ernährung wieder umstellen. Die Details folgen im Praxisteil.

Die Vitalstoffe

Wie bereits erwähnt, ist es wichtig, während der Kur auch gewisse Vitalstoffe zu ergänzen. Ebenso sind für die Magen-Darm Phase einige Kräuter notwendig, um das Ergebnis zu erzielen, das wir uns wünschen. Ich habe mich hier an die Vorschläge von Dr. Klinghardt, von HP Elisabeth Schwarz-Schmid und den Vorgaben der Firma Hormony gehalten, die im Diätplan konkrete Vorgaben anführen. Wer das Ausleitungsprotokoll von Dr. Klinghardt kennt, der wird hier sofort die Zusammenhänge erkennen.

Zuerst möchte ich die Inhaltsstoffe der Magen-Darm-Phase kurz erklären. Die zugehörigen Produkte, die ich verwendet hatte, erwähne ich dann im Praxisteil.

Darmreinigung: Dafür gibt es einen speziellen Tee, der sanft die Darmzotten von der sogenannten Darmschlacke befreit. Jeder Erwachsene hat zwischen 5 und 12 kg davon im Darm. Die Inhaltsstoffe des Tees, wie Indischer Goldregen, Faulbaumrinde, Fenchelsamen und andere natürliche Inhaltsstoffe lösen diese Schlacken auf. Damit diese auch gebunden und ausgeschieden werden, kommen hier weitere Pflanzen zum Einsatz wie Leinsamen, Apfelpulver, Flohsamen u.a. Damit wird also der Darm gereinigt. In der Darmschlacke leben auch die bereits erwähnten Parasiten, die zu einem großen Teil schon mit ausgeschieden werden.

Der zweite Prozess, der hier stattfindet, ist der Aufbau der Vitalstoffdepots mit Vitaminen, Mineralstoffen und Spurenelementen. Es werden dabei alle genannten Stoffe ergänzt. Viele Diäten sind sehr einseitig und sollten daher vermieden werden. Es werden dabei zu wenige lebenswichtige Mineralstoffe und Spurenelemente aufgenommen. Zuviel Protein kann wiederum zu höheren Blutfettwerten, Nierenschäden und einem Ungleichgewicht der Mineralien im Blut führen. Das kann in Folge zu Herzrhythmusstörungen und im schlimmsten Fall zum Tode führen. Als Faustregel kann eine Zufuhr von 1g Eiweiß pro kg Körpergewicht angesehen werden.

Sehr kalorienarme Diäten führen wiederum zum so gefürchteten „Jo-Jo-Effekt". Wer nicht mehr als 20% Übergewicht hat, der sollte darauf verzichten und lieber den gesünderen Weg gehen. Personen mit starkem Übergewicht sollten kalorienarme Diäten nur unter ärztlicher Aufsicht durchführen.

Die optimale Darreichungsform sind Multivitaminpräparate, die auch noch andere Vitalstoffe enthalten, damit keine einseitigen Versorgungen möglich sind, die auch wieder ungesund sind. Die Angaben gelten pro Tag. Die Höhe der Empfehlung stammt aus dem Buch "Burgersteins Handbuch Nährstoffe". Im Praxisteil erkläre ich dann, was ich genommen hatte.

- Vitamin C: 2 bis 4 g können bei einer kalorienreduzierten Diät die Gewichtsabnahme beschleunigen.

- Chrom: 200-300 Mikrogramm können den Zuckerstoffwechsel regulieren und die Lust auf Süßes senken.

- Zink: 30-60 mg besitzt eine regulierende Wirkung auf das Appetitzentrum, hilft auch dem Immunsystem.

- Multivitamin- und Multimineralstoffmischung: Sollte bei jeder Diät, Entschlackung, etc. genommen werden, damit der Körper mit genügend Vitalstoffen versorgt wird; beugt Mangelerscheinung vor und reduziert Heißhunger.

- Carnitin: 1-2 g hilft in Verbindung mit einer kalorienreduzierten Diät Fett im Körper zu verbrennen.

- Coenzym Q10: Wird zur Fettverbrennung in den Zellen gebraucht. Übergewichtige haben oft einen Mangel daran; auch ältere Personen, da der Körper weniger produziert.

- Gamma-Linolensäure GLS: Kann, z. B. In Form von Nachtkerzenöl, die Gewichtsabnahme unterstützen, da es die Fettverbrennung unterstützt.

Bereits mit der passenden Nährstoffversorgung kannst du eine gute Basis für gesundes Abnehmen legen. Die oben angeführten und noch weitere Vitalstoffe wie Omega 3 werden vom Körper auch benötigt, um die Giftstoffe aus dem Körper zu bringen. So binden z.B. Zink und Selen auch Schwermetalle.

Enzyme sind ein Bereich, der in den meisten Abnehmkuren überhaupt komplett übersehen wird. Enzyme sind eine Art Biokatalysator und machen viele Stoffwechselvorgänge im Körper überhaupt erst möglich. So brauchen wir Verdauungsenzyme, damit die Nahrung in ihre einzelnen Bestandteile zerlegt werden kann. Werden vom Körper zu wenige Enzyme produziert, so können diese zugeführt werden. Es gibt dafür einige sehr gut erprobte Enzymkombinationen. Enzyme und Probiotika können auch dabei helfen, einen sogenannten "löchrigen Darm" wieder zu schließen.

Viele Giftstoffe im Körper sind auch sogenannte freie Radikale. Freie Radikale greifen die Körperzellen an. Einfach ausgedrückt kann man sich den Vorgang wie das Rosten von Eisen vorstellen. Wenn Eisen mit freiem Sauerstoff in Verbindung kommt, dann rostet es. Genau dieser Vorgang findet in unserem Körper statt. Das kann mit Radikalfängern, auch Antioxidantien genannt, verhindert werden. Es gibt viele Studien, die freie Radikale für verschiedenste Krankheiten verantwortlich machen. In der Natur kommen viele Antioxidantien vor, wie z.B. Vitamin C und E, Selen, Kurkuma, Traubenkerne, etc.

Die meisten davon werden jedoch selbst zu freien Radikalen, sobald sie ein anderes freies Radikal eliminiert haben. Ich nehme daher selbst ein Produkt ein, das diese Antioxidantien wieder reaktiven kann. Das wird vor allem durch die sogenannte Alpha-Liponsäure ermöglicht.

Chlorophyll ist auch ein Bereich von Stoffen, dem noch viel zu wenig Beachtung geschenkt wird. Ich nehme es in Form von Chlorella, Spirulina und Gerstengras zu mir. So hat Dr. Klinghardt in vielen Tests und Untersuchungen herausgefunden, dass Chlorella eines der stärksten Ausleitungsmittel für Schwermetalle ist. Der Enzymkomplex in Spirulina aktiviert fettspaltende Enzyme. Das im Gerstengras enthaltene Cholin verhindert die Fetteinlagerung in der Leber. Chlorophyll hat aber noch andere positive Wirkungen auf den Körper wie die Regeneration der Darmflora, Entsäuerung des Körpers, Regeneration erschöpfter Gehirnzellen, Anregung des Stoffwechsels u.v.a.

Die Omega-3-Fettsäuren unterstützen die Leber bei der Entgiftung, helfen beim Abbau der Fettzellen und sind wichtig für das Gehirn. So ergaben Studien, dass Kinder, deren Mütter während der Schwangerschaft zusätzlich Omega 3 genommen haben, einen höheren IQ aufweisen, als Kinder, deren Mütter sich ohne zusätzliche Einnahme ernährten.

Die bisher angeführten Vitalstoffe werden teilweise auch in der zweiten und dritten Phase der Kur genommen.

Ein Stoff kommt noch dazu: MSM. Das ist eine organische Schwefelverbindung, die auch entgiftend wirkt. Zusätzlich wirkt MSM auch entzündungshemmend. Das kann zusätzlich besonders für Personen hilfreich sein, die aufgrund von Fetteinlagerungen Entzündungen im Körper haben. Wir nehmen es jedoch hauptsächlich zur Entgiftung.

Hormone

An dieser Stelle möchte ich auch noch einen kurzen Beitrag zum Thema Hormone einfügen.

Hormone steuern unseren Stoffwechsel und haben somit auch Auswirkungen auf die Umwandlung von Zucker und Fett sowie in Folge deren Einlagerung im Körper und deren Wiederabbau. Leider ist zum Thema Hormone in der Bevölkerung kaum Wissen vorhanden und meist haben die Menschen davor Angst, da in der Vergangenheit zu diesem Thema immer wieder Negativschlagzeilen in den Medien zu finden waren. Dabei handelte es sich jedoch meist um die sogenannte Hormonersatztherapie.

Der Hormonhaushalt kann auch mit natürlichen Mitteln positiv beeinflusst werden. Wenn gewisse Grundstoffe in der Ernährung fehlen oder in zu geringen Mengen vorkommen, so kann der Körper die entsprechenden Hormone nicht produzieren. Auch weiß man aus der TCM (Traditionellen Chinesischen Medizin), dass man die Hormonproduktion sanft durch die Gabe von verschiedenen Kräutern stimulieren kann.

Hier nun einige Hormone, die im Zusammenhang mit dem Thema Abnehmen von Bedeutung sind:

- HGH – Das menschliche Wachstumshormon arbeitet in der Nacht und holt das Fett aus dem Fettgewebe heraus.

- Stresshormone: Sie wirken am Tag und greifen dabei vor allem Fettzellen an den Beinen, den Hüften und am Bauch an.

- Glukagon: Setzt in der Leber zur Energiegewinnung Glukose frei und lässt Fettzellen schmelzen.

- Leptin: Steuert den Hungermechanismus, es gibt dem Gehirn die Information, ob schon genug gegessen wurde. Wenn hier eine Störung vorliegt, so kann es zu ständigem Hungergefühl kommen.

- Progesteron: Dr. Platt beschreibt in seinem Buch "Die Hormonrevolution" welche Rolle

Progesteron im Zusammenhang mit Blutzuckerspiegel und Fetteinlagerung spielt. Ist zu wenig
Progesteron vorhanden oder stimmt das Verhältnis zwischen Progesteron und Östrogen
nicht, so kommt es zur Gewichtszunahme. In
seiner Praxis stellte er den Progesteronspiegel
der Patienten wieder her und verordnete eine
spezielle Ernährungsweise und die Patienten
konnten abnehmen – ohne Stress, ohne Sport
und völlig gesund. Das ist auch einer der Gründe, warum ich während der Magen-Darm-Phase
bereits 5 Kilo abgenommen habe.

Auch der typische Bierbauch ist eine Folge der sogenannten Östrogendominanz. Bier enthält Östrogene und
diese führen in der Folge zu einem erhöhten Östrogenwert im Körper. Dadurch wird der Blutzuckerspiegel
gestört und es kommt zur Einlagerung von Fett. Es gibt
in der Zwischenzeit jedoch viele weitere Ursachen für
einen zu hohen Östrogenwert. So können Östrogene in
Kosmetika vorkommen, in Lebensmitteln oder aber
auch über das Trinkwasser in unseren Körper gelangen.

Das Thema Progesteron und Östrogen spielt auch noch
in vielen anderen Bereichen eine wichtige Rolle. Auf
der CD "Östrogen – die ganze Wahrheit" erklärt Dr. Lee
(der Pionier auf dem Gebiet der naturidenten Hormone)
die Hintergründe und Zusammenhänge.

Mit einem Hormonspeicheltest kann man einfach und schnell feststellen, ob der Hormonhaushalt stimmt. Diese Tests können leicht zu Hause durchgeführt werden und sind auch besser als Bluttests.

Aus meiner eigenen Erfahrung kann ich nur jedem Teilnehmer der Abnehmkur raten, auch gleich den Hormonhaushalt auszugleichen. Es kostet nicht viel und verhindert auch in Zukunft, dass es wieder zu unerwünschten Fetteinlagerungen kommt.

Folgende Nährstoffe braucht der Körper, um die oben angeführten Hormone produzieren zu können: Aminosäuren, Jod, Omega-3-Fettsäuren, Vitamin C, Zink und Folsäure. Diese Stoffe führen wir daher auch in allen drei Phasen in Form von Nahrungsergänzung zu. Das sind auch die Stoffe, die in Folge nach der Kur immer ausreichend vorhanden sein sollten. Darauf gehe ich noch in einem späteren Kapitel ein.

Praxisteil

Die Blaupause

Auf den nächsten Seiten möchte ich dir beschreiben, wie ich abgenommen habe und wie auch du es so schaffst. Ich zeige dir die einzelnen Schritte und auch Punkte auf, die du beachten musst und meine eigenen Erfahrungen und Tipps, die ich durch die Umsetzung der Kur gewonnen habe.

Das Wort Blaupause bezeichnet im übertragenen Sinn das Reproduzieren von fertigen Konzepten. In der Folge stelle ich dir also ein Erfolgskonzept vor, damit auch du in den kommenden Wochen dein Gewicht reduzieren kannst. Du musst es nur noch kopieren und selbst umsetzen.

Meine ersten drei Wochen

In den ersten drei Wochen machte ich die Magen-Darm-Kur von HP Lisa Schwarz-Schmid. Im Anhang findest du einen Link zu einem *Youtube*-Video, in dem Sie die Kur näher erklärt. Hier möchte ich dir nur die Punkte aufzählen, die für dich wichtig sind, um in der Praxis diese Phase erfolgreich zu beenden.

Zuerst benötigst du die notwendigen Nahrungsergänzungen. Eine Bezugsquelle findest du auch im Anhang. Hier die einzelnen Produkte und in Klammer der Zweck bzw. die Inhaltsstoffe:

- PuriTea™ - Tee zum Lösen der Darmschlacke

- Maximol™ - flüssige Mineralstoffe und Spurenelemente

- Feelin Good™ - bindet die gelöste Darmschlacke

- D-Zyme™ - Enzyme

- GreenQui™ - Chlorophyll, Chlorella, Spirulina, Gerstengras

- Omega 3™ - Omega-3-Fettsäuren

- Orachel™ - Multivitaminpräparat

- Cascading Revenol™ - Antioxidantien

Ich habe bereits vor dieser Phase auch die Creme namens Endau für die Harmonisierung meines Progesteron- und Östrogenhaushalts genommen. Endau benötigt ein paar Wochen, bis es zur vollen Entfaltung kommt. Ich habe die Creme die ganze Zeit über genommen. Frauen sollten damit nach der Monatsblutung beginnen und sie drei Wochen lang nehmen. Danach machen sie 8 Tage Pause und dann wieder 3 Wochen. Männer können jederzeit einsteigen und sollten auch einen Rhythmus von 3 Wochen Anwendung und 8 Tagen Pause einhalten. Die Details dazu gibt es auf einer CD von Dr. Lee nachzuhören. Diese CD kann bei mir bestellt werden.

Hier nun der Einnahmeplan für die Nahrungsergänzung:

2 x täglich 1 Tasse PuriTea™: 12 Tage lang

1 x täglich vor dem Frühstück 15 ml Maximol™

Feelin´ Good™: 2 – 2 – 2

D-Zyme™: 0 – 1 – 1

GreenQi™: 7 g täglich (ca. 2 Messlöffel – liegt bei)

Omega3™: 1 – 0 – 1

Orachel™: 0 – 0 – 1

Cascading Revenol™: 0 – 0 – 1

Die erste Zahl ist für den Morgen, die zweite für Mittag und die dritte für den Abend. am Beispiel von Feelin´ Good: 2 – 2 – 2 (2 Stk am Morgen, 2 Stk zu Mittag und 2 Stk am Abend).

In diesen drei Wochen habe ich auch schon begonnen, meine Ernährung umzustellen. Folgende Lebensmittel habe ich versucht, schon komplett wegzulassen: Zucker, Weißmehl, Limonaden, Wurst und andere tierische Fette. Dafür kamen mehr Salate mit Olivenöl auf den Tisch. Zu den Salaten gab es auch immer wieder mageres Fleisch oder Fisch. Auch habe ich hier schon damit begonnen, den Gemüseanteil im Essen zu steigern. Am Abend habe ich auch versucht, keine Kohlenhydrate zu mir zu nehmen. Diese sind besser zu Mittag aufgehoben. Am Abend habe ich manchmal auch das Abendessen durch einen Proteinshake ersetzt. Dazu berichte ich im Kapitel über die Abnehmphase mehr.

Ich habe in der ganzen Zeit keinen ernstzunehmenden Sport betrieben. Ich bin bei schönem Wetter 2 bis 3 mal pro Woche rund eine halbe Stunden spazieren gegangen. Das ist meiner Ansicht nach vor allem für den Darm und die Lymphe wichtig. Der Kalorienverbrauch hält sich dabei sehr in Grenzen. Wer jedoch das Ergebnis verbessern möchte, der kann natürlich auch Sport betreiben. Der ideale Sport in dieser Zeit ist jedoch nicht Ausdauersport, wie so oft behauptet wird, sondern Kraftsport. Dadurch wird die Hormonproduktion angeregt, die wiederum positive Auswirkungen auf die Fettverbrennung hat. Es muss nicht gleich das Fitnessstudio sein, es können auch intensive Übungen mit einem Thera-Band sein oder schnelles, kurzes Stufensteigen - einfach auf den Lift verzichten und schnell im Treppenhaus die Stufen hoch laufen.

Ebenfalls solltest du dir in dieser Zeit auch angewöhnen viel Wasser zu trinken. Das hilft dem Körper bei der Ausscheidung der Giftstoffe und reduziert Hungergefühle. Es gibt dazu eine Faustregel: pro kg Körpergewicht 30 ml Wasser. Wenn du z.B. 70 kg hast, dann wären das 2,1 lt Wasser pro Tag. Ich meine damit auch Wasser und keine Limonaden etc. Als Snack zwischendurch eignen sich Obst oder Gemüse wie Karotten. Auch Grüner Tee sollte regelmäßig getrunken werden.

Dafür habe ich zwei Gründe herausgefunden: Grüner Tee hilft Hungergefühle zu dämpfen und unterbindet auch die Fettaufnahme im Darm. Außerdem wird der Stoffwechsel durch Grünen Tee angeregt.

Die Abnehmphase

Jetzt kommen wir zum Kernstück der ganzen Geschichte. Hierzu sind einige Besorgungen nötig. Beginnen möchte ich wieder mit den Nahrungsergänzungen und den Tropfen, denn es dauert ein paar Tage, bis du diese Dinge im Haus hast. Daher solltest du die Bestellung dafür schon in der zweiten Woche der Magen-Darm-Phase aufgeben. Natürlich kannst du auch eine Woche Pause nach der Magen-Darm-Kur einlegen. In dieser Zeit sollte jedoch die Ernährung weiter bewusst kalorienarm und fettfrei bleiben. Auch kannst du in dieser Zeit die noch vorhandenen Nahrungsergänzungen weiter einnehmen.

Die Tropfen kannst du online bei der Firma Hormony bestellen. Die Internetadresse zum Onlineshop findest du im Anhang. Zu den Tropfen gibt es auch einen Diätplan, der dir genau beschreibt, was du essen darfst und was absolut zu vermeiden ist. Auch werden die genaue Einnahme und weitere wichtige Punkte übersichtlich dargestellt. Ich gehe daher hier nur auf eine Übersicht ein, den Rest kannst du im Diätplan nachlesen.

Die Nahrungsergänzung für die zweite Phase:

- Maximol™ – koloide Mineralstoffe und Spurenelemente
- Orachel™ – Vitamine und Mineralstoffe
- Anatomix™ – MSM
- GreenQui™ – Chlorella, Spirulina u.a. zur Entgiftung
- EFA Recovery Plus™ – Fettsäuren
- Revenol™ – Antioxidantien

Die Nahrungsergänzung habe ich nach folgendem Plan eingenommen:

2 x täglich ca. 30 min. vor dem Essen je 15ml Maximol™

Revenol™: 1 – 0 – 1

Orachel™: 1 – 0- 1

Anatomix™: 1 -1- 1

GreenQi™: 7 g täglich (ca. 2 Messlöffel – liegt bei)

EFA Recovery Plus™: 0 – 0 – 2

In manchen Bücher ist zu lesen, dass man in dieser Phase keine Fettsäuren zu sich nehmen darf. Ich halte davon nichts, da der Körper manche Fettsäuren nicht selbst herstellen kann und auf der anderen Seite gerade in dieser Phase mehr Fettsäuren für die Entgiftung benötigt.

Ich habe mich jedoch an die Empfehlung gehalten, in dieser Zeit keine Kosmetikartikel zu nehmen, die in irgendeiner Form Fette oder Öle enthalten. Das fällt einem Mann wahrscheinlich auch leichter als einer Frau. Aber auch den Frauen möchte ich raten, sich daran zu halten. Es gelangt sehr viel Fett über die Haut in den Körper und wird dort auch verbrannt. Das Ziel sollte jedoch sein, das Fett aus den Fettzellen zu verbrennen.

Die ersten beiden Tage vor der Abnehmphase sind die sogenannten Schlemmertage. An diesen beiden Tagen kannst du noch einmal so richtig viel essen. Vor allem viele gesunde Öle sollten hier auf dem Programm stehen. Dadurch wird ein Depot an Kalorien angelegt, das über die ersten Tage der Kur hinweghilft. Vegetarier und Veganer können hier auch Avocados nehmen. Fleischesser können noch einmal so richtig bei fetten Gerichten zuschlagen.

Nach diesen zwei Schlemmertagen geht es zur Sache. Ab sofort sind nur mehr gewisse Lebensmittel erlaubt. Ab diesem Tag werden täglich die Tropfen eingenommen. Die Dosierung entnimmst du dem Diätplan von Hormony.

Jetzt kommen wir zu den Lebensmitteln, die laut Dr. Simeons erlaubt sind. Ich habe ein paar mehr genommen, die ich anschließend extra anführe. Der Hintergrund dieser Phase ist es, den Körper mit den notwendigen Vitalstoffen zu versorgen, eben durch die Nahrungsergänzung. Zusätzlich werden Zucker und Kohlenhydrate vermieden, um so die Fettdepots im Körper zu verbrennen. Wichtig ist jedoch die Versorgung mit hochwertigen Eiweißen. Diese braucht der Körper einerseits für die Entgiftung, die Hormonproduktion sowie anderen lebensnotwendigen Prozessen und auch für die Aufrechterhaltung der Muskelmasse. Ich hatte in der zweiten Wochen mit der Eiweißzufuhr zu kämpfen. Eine Faustregel besagt, dass man pro kg Körpergewicht rund 1 Gramm Eiweiß am Tag benötigt (ohne Sport oder andere körperliche Belastungen). Ich bin an manchen Tagen nur auf 50 bis 60 Gramm gekommen. Das äußerte sich in Muskelkrämpfen und Heißhunger auf Eier. Mein Tipp: Unbedingt darauf achten, dass du genug Eiweiß zu dir nimmst.

Erlaubte Eiweißquellen:

Hühnerbrust, Kalb, Rind, Krabben, Flunder, Seezunge, Kabeljau, Barsch - davon je 100g pro Mahlzeit

Erlaubte Früchte:

Äpfel, Orangen, Grapefruit, Erdbeeren

Erlaubtes Gemüse:

Tomaten, Zwiebel, Salat, Radieschen, Gurke, Spargel, Mangold, Chicorée, Fenchel, Kohl, Spinat

Erlaubte Gewürze:

Steinsalz in Form von Himalajasalz oder Halitsalz (kein herkömmliches Speisesalz), Pfeffer, Essig, Senfpulver, Knoblauch, Basilikum, Petersilie, Thymian, Majoran

Aus eigener Erfahrung und aus der Erfahrung anderer Personen können noch zusätzlich folgende Lebensmittel verwendet werden - das ist vor allem für Personen, die länger als drei Wochen abnehmen wollen, eine Wohltat, denn immer die gleichen Gerichte machen auf Dauer auch keinen Spaß.

Zusätzliches Eiweiß:

Putenfilet, Thunfisch (in Wasser), Eier, Frischkäse mit wenig Fettanteil

Zusätzliches Obst:

Birnen, Brombeeren, Granatäpfel, Heidelbeeren, Himbeeren, rote Johannisbeeren, Kirschen, Mandarinen, Mangos, Nektarinen, Passionsfrucht, Pfirsiche, Pflaumen, Preiselbeeren, Stachelbeeren

Zusätzliches Gemüse:

Rosenkohl, Kohlrabi, Blumenkohl, Wirsing, Brokkoli, Grünkohl, Lauch, Zucchini, Paprika, Champignons

Diese zusätzlichen Lebensmittel sind im Diätplan nicht enthalten, können aber ohne Bedenken auch verwendet werden.

An Getränken sind erlaubt: Wasser, schwarzer Kaffee, Kräutertees, Grüner und Schwarzer Tee, Mate-Tee, Wu Long Tee

Folgende Getränke sind absolut zu vermeiden: Alkohol in jeder Form, Obstsäfte, Limonaden, Milch

Beim Braten kein Öl oder Fett verwenden und für den Salat auch keine Öle.

Wer es besonders lecker haben möchte, kann auch ein eigenes hCG Kochbuch bestellen. Darin sind nur Gerichte, die für diese Phase geeignet sind.

Es sollte auch in der Früh kein Frühstück genommen werden, um den Fettverbrennungsprozess so lange als möglich andauern zu lassen. Hier jetzt ein typischer Ablauf in der Abnehmphase, so wie ich ihn eingehalten habe.

Frühstück: 1 Tasse Grüntee

Vormittag: 1 Apfel

Mittag: Feldsalat mit Putenstreifen

Nachmittag: 1 Stück Grissini

Abend: Frischkäse mit Kräutern

danach noch 1 Tasse Grüntee

Im Gegensatz zu anderen Büchern habe ich hier bewusst auf Fotos und Rezepte verzichtet. Ich möchte, dass das Buch kurz gehalten bleibt, somit günstig zu erwerben ist und nur die Infos enthält, die du für eine erfolgreiche Durchführung benötigst. Es gibt inzwischen ein eigenes Rezeptbuch, das du in meinem Onlineshop findest. Auch im Internet findest du viele Rezepte.

Wer nicht auf Süßes verzichten kann, der kann statt Zucker Stevia verwenden. Ich habe Zucker komplett weggelassen.

Ganz wichtig in diesen drei Wochen ist es, die Erfolge mitzuschreiben. Besorge dir dafür eine Personenwaage, optimal mit Körperfettmessung. Ich habe mich jeden Tag am Morgen unter den gleichen Bedingungen gewogen. Zuerst auf die Toilette und dann nur in der Unterhose auf die Waage. So kannst du genau mitverfolgen, ob du dich in die richtige Richtung bewegst. Es kann Tage geben, an denen du sogar leicht zunimmst. Wenn du alle Punkte aus dem Diätplan eingehalten hast, dann sollte das kein Grund zur Beunruhigung sein. Wenn du sie nicht eingehalten hast, dann weißt du, was du verändern musst. Es ist auch normal, dass es Tag gibt, an denen sich nichts verändert.

Zusätzlich habe ich noch meinen pH-Wert regelmäßig getestet. Dazu kannst du einfach Teststreifen verwenden. Es kommt in dieser Zeit auch zur Ausschüttung von Säuren, die infolge der Entgiftung entstehen. Ich hatte Tage, da hatte ich nur einen pH-Wert von 5 - normal ist 7. Wenn dein pH-Wert so tief ist, dann kannst du zusätzlich mehr Maximol™ nehmen, da Mineralien die Säuren neutralisieren. Ebenso sind Basenbäder angebracht. Der Körper sollte einmal am Tag auch in den basischen Bereich kommen (über 7), damit die Ausscheidung über die Nieren gewährleistet ist. Optimal ist es, wenn der pH-Wert immer um 7 schwankt, so werden basische und säuerliche Stoffe ausgeschieden. Viele Vegetarier freuen sich, dass sie ständig im basischen Bereich sind - das ist ein Irrglaube.

Weitere Punkte, die für diese drei Wochen wichtig sein könnten, werde ich im Kapitel "Häufige Fragen" besprechen.

Nach diesen drei Wochen sollten rund 10% des Körpergewichts verloren sein. Bei Frauen kann es etwas weniger sein und bei Männern etwas mehr. Wenn du noch mehr abnehmen möchtest, dann kannst du jetzt noch einmal 3 Wochen anhängen. Danach halte ich es für sinnvoll, eine Pause einzulegen und in die dritte Phase überzugehen. Du kannst jedoch jederzeit wieder mit einer Abnehmphase beginnen. Du kannst also über das Jahr verteilt mehrere Durchgänge absolvieren und somit auch Gewichtsverluste von 20, 30 oder mehr Kilo erreichen. Ich kenne in der Zwischenzeit etliche Personen, die sogar mehr als 50 Kilo innerhalb eines Jahre verloren haben.

Die Stabilisierungsphase

Das Ziel der kommenden drei Wochen ist, den Stoffwechsel auf ein normales Niveau zu bringen und das erreichte Gewicht zu halten.

Nach dem 21. Tag mit Tropfen werden die Tropfen abgesetzt. Wer mehr abnehmen möchte, der macht das dann eben nach 42 Tagen. Die Nahrungsergänzungen bleiben gleich wie in der Abnehmphase. Langsam wird jetzt auch wieder die Kalorienzahl erhöht. Ich habe mich in dieser Zeit annähernd gleich ernährt wie in den drei Wochen davor. Nur wurden die Portionen einfach wieder größer. So zwischendurch versuchte ich auch einmal Apfelstrudel. Ich konnte die Auswirkungen ja auf der Waage am Morgen kontrollieren. Zu meiner Überraschung wirkten sich diese Ausrutscher nicht aus.

Wichtig ist es auch in diesen Wochen, täglich sein Gewicht zu messen. Sollte eine Veränderung von mehr als 1 kg nach unten oder oben stattfinden, so muss noch am gleichen Tag gegengesteuert werden. Wird weiterhin Gewicht verloren, so an diesem Tag mehr essen. Wenn das Gewicht mehr als 1 kg gestiegen ist, dann am besten einen Apfeltag einlegen, d.h. sechs Äpfel über den ganzen Tag verteilt essen und sonst nur Tees und Wasser. Es kann auch ein Eiweißtag eingelegt werden, an dem du nur ein Hühnerfilet oder einen Fisch am ganzen Tag zu dir nimmst.

Ebenso halte ich es für notwendig, einmal seinen eigenen Kalorienbedarf herauszufinden. Dazu gibt es viele Berechnungen im Internet zu finden - einfach danach suchen. Ich habe das so gemacht und kann inzwischen sehr gut einschätzen, wie viele Kalorien meine Mahlzeiten haben und wie viele ich pro Tag benötige. Der Körper ist jetzt auch so weit, dass Heißhunger nicht mehr auftritt und übermäßiges Schlemmen nicht mehr notwendig ist. Mir ist auch aufgefallen, dass ich viele Speisen, ohne die ich vorher nicht leben konnte (z.B. Cremetorten) auf einmal nicht mehr mochte. Ich esse zwar wieder hie und da Mehlspeisen, aber dann nur kleine Mengen und kalorienarm.

Weiterhin tabu sind natürlich auch tierisches Fett, Fastfood, Zucker und Kohlenhydrate, die schnell in das Blut übergehen wie z.B. Weißmehl. Diese Speisen lasse ich in Zukunft weg und ich würde dir das auch empfehlen. Ich gehe in einem späteren Kapitel auch noch kurz darauf ein, welche Ernährungsweise ich für mich gefunden habe, die sowohl Sinn macht als auch gesund und fit hält.

Einige weitere Tipps zur Stabilisierungsphase findest du auch noch im Diätplan der Firma Hormony.

Der 90-Tage-Plan

Wenn es dein Ziel ist, dass du wirklich etwas abnehmen möchtest, dann solltest du eine definitive Entscheidung treffen und dir einen Plan erstellen. Aus anderen Bereichen hat sich dafür ein 90-Tage-Plan als sehr hilfreich herausgestellt. Das ist ein Zeitraum, den man überblicken kann und in dem man auch die Resultate leicht im Blick behalten kann.

Für diese 90 Tage, die jetzt vor dir liegen, kann ich mir folgenden Plan vorstellen.

In der ersten Woche bestellst du dir alle benötigten Nahrungsergänzungen. Es dauert ca. 2 bis 3 Tage bis diese bei dir zu Hause sind. Bis es soweit ist, kannst schon einmal in der Küche die Lebensmittel wegwerfen, die du in Zukunft nicht mehr brauchen wirst.

Für die eigene Motivation ist es auch sehr hilfreich, sich eine kleine Abnehmgruppe aufzubauen. Vielleicht haben ja Freunde, Verwandte oder Arbeitskollegen auch daran Interesse abzunehmen. Erzähle Ihnen von diesem Buch. Gemeinsam macht das Abnehmen einfach mehr Spaß und in Zeiten, wenn es schwer wird, hast du Menschen, mit denen du dich besprechen kannst und die dich motivieren weiterzumachen. Falls niemand mitmachen möchte, so suche dir zumindest eine Person, die das Buch liest und die für dich eine Ansprechperson sein kann. Es geht dabei darum, dass sich diese Person mit dem Konzept auskennt und mit dir auch darüber sprechen kann.

Somit ist die erste Woche vorbei und du kannst mit der Magen-Darm-Phase beginnen. Diese dauert nun 3 Wochen. In der zweiten Woche bestellst du dir die Tropfen und die Nahrungsergänzung für die Abnehmphase. Diese dauert dann 21 oder 42 Tage, je nachdem, wie viele Kilos du verlieren möchtest. In der dritten Woche bestellst du die Nahrungsergänzung für die nächsten Wochen der Abnehmphase oder der Stabilisierungsphase.

Es geht sich also aus, dass du innerhalb von 90 Tagen sogar zweimal die Abnehmphase durchlaufen kannst. Für Frauen stellt natürlich die Zeit der Regelblutung eine Variable dar, da erst danach mit der Einnahme der Tropfen begonnen werden sollte. Es geht dabei auch gar nicht so sehr darum, ob es jetzt 85 oder 93 Tage sind - es geht darum, dass du dir ein konkretes Ziel setzt und einen Tag im Auge hast, an dem du dein Ergebnis überprüfen kannst. Lege die Latte nicht zu hoch, damit du nicht frustriert bist, wenn du dein Zielgewicht für diese 90 Tage nicht erreichst. Als Faustregel kannst du von folgenden Zahlen ausgehen: Magen-Darm-Phase rund 3 bis 5 kg, pro Abnehmphase als Frau zwischen 3 und 6 kg und als Mann zwischen 5 und 9 kg.

Wenn wir einen Mittelwert annehmen, dann könnte ein realistisches Ziel für dich als Frau sein: bei 21 Tagen Abnehmphase 8 kg und bei 42 Tagen Abnehmphase 12 kg, als Mann: bei 21 Tagen 11 kg und bei 42 Tagen 18 kg. Ich kenne aber auch einen Bekannten aus Deutschland, der nur in den 21 Tagen der Abnehmphase 10 kg erreichen konnte. Aber ich denke, dass die Freude größer ist, wenn du dir z.B. 11 kg als Ziel setzt und dann werden es 15 kg.

Der mentale Aspekt

Ich bin im vorigen Kapitel schon auf einige mentale Aspekte eingegangen wie ein klar gestecktes Ziel und die Wichtigkeit einer oder mehrerer Personen im persönlichen Umfeld, die als Ansprechpersonen da sind oder überhaupt gleich die Kur gemeinsam starten. Ich möchte hier noch ein paar Punkte anführen, die ich in meiner kinesiologischen Praxis als hilfreich herausgefunden habe und die auch leicht umsetzbar sind.

Der wohl wichtigste Punkt ist die Entscheidung. Nachdem du das ganze Buch durchgelesen hast, suche dir einen ruhigen Platz, an dem du für eine halbe Stunde ungestört sein kannst. Finde in dieser Zeit heraus, ob es für dich nur ein Wunsch ist oder ob du ein starkes Bedürfnis hast abzunehmen. Ist es nur Wunschdenken oder hast du es als Ziel vor Augen? Wünsche gehen selten bis nie in Erfüllung. Dafür musst du schon etwas tun. Wenn du das Gefühl hast, dass es mehr als ein Wunsch ist, dann triff eine definitive Entscheidung und verpflichte dich dazu, das 90-Tage-Programm umzusetzen.

Du hast in diesem Buch einen Weg kennengelernt, der schon für viele Menschen vor dir funktioniert hat. Er wird auch für viele Menschen in Zukunft eine Möglichkeit sein. Es geht darum, ob du jetzt dabei bist oder wieder alles aufschiebst! Es gibt Menschen die haben damit 5 kg abgenommen. Viele haben, so wie ich, 10 kg damit abgenommen und es gibt etliche Teilnehmer der Kur, die damit Gewichtsverluste von mehr als 30 Kilo erreichen konnten. Sie alle haben irgendwann eine Entscheidung getroffen und haben sich gesagt: "Ja, das mache ich und ich ziehe es durch!"

Wenn du nicht bereit bist, diese Entscheidung zu treffen, wird es für dich auch nicht möglich sein.

Aus der Praxis weiß ich, dass Personen, die schon länger übergewichtig sind, sich schon an ihr Selbstbild gewöhnt haben und sich gar nicht mehr vorstellen können, dass sie schlanker sein könnten. Dieses Selbstbild muss korrigiert werden. Der schnellste und einfachste Weg ist die sogenannte Klopftherapie. Diese Therapieform nennt sich EFT. Du kannst das selbst ganz leicht erlernen. Es gibt verschiedene Bücher darüber. Wenn du dir das nicht zutraust, dann suche dir einen Therapeuten in deiner Umgebung, der das anbietet. Ich biete es in Wien in meiner Praxis auch an.

Gewohnheiten und Emotionen führen oft zu Übergewicht. Diese Ursachen können mit EFT gut behandelt werden. Wenn du heute eine klare Entscheidung treffen kannst und auch binnen der nächsten 72 Stunden ins Handeln kommst, indem du beginnst, das 90-Tage-Programm umzusetzen, wirst du es wahrscheinlich nicht benötigen. Es kann aber eine zusätzliche schöne Erfahrung sein, wenn du neben deinen Kilos auch deine alten Gewohnheiten und Emotionen loslässt. Wenn du jetzt aber keine Entscheidung treffen kannst, oder du dir nicht vorstellen kannst, dass es auch für dich möglich ist, dann spielen dir deine Gefühle und Denkmuster in diesem Moment einen Streich. Dann solltest du dich einmal mit EFT auseinandersetzten.

Die Zeit danach

Nachdem ich binnen 6 Wochen meine gewünschten 10 Kilo abgenommen hatte, stellte sich in dieser Zeit natürlich auch die Frage, wie ich mich in Zukunft ernähren sollte oder möchte.

Es stand für mich schon seit Jahren fest: da die Nahrung heutzutage nicht mehr alle Vitalstoffe enthält, die sie enthalten sollte, ist eine regelmäßig Ergänzung für mich ein wichtiger Punkt. Ich habe zu diesem Punkt ein E-Book geschrieben, das kostenlos bei mir angefordert werden kann. Den Link findest du im Anhang.

Ich nehme schon jahrelang folgende Ergänzungen zu mir: Vitamine, Mineralstoffe, Spurenelemente, Fettsäuren, Probiotika, Enzyme und Antioxidantien. Dafür verwende ich die Produkte aus der Abnehmphase und zusätzlich Advanced ProBiotoc™. Es würde den Rahmen dieses Buches sprengen, wenn ich hier erklären wollte, warum ich mich dafür entschieden habe. Außerdem hat es nur teilweise mit dem Thema Abnehmen zu tun. Ich kann nur soviel sagen, dass ich seit 1995 keinen Arzt mehr benötigt habe und auch alle meine Krankheiten und Beschwerden in den letzten Jahren verschwunden sind. Im Anhang findest du auch einen Link zu meinem Onlineshop, in dem es Bücher gibt, die ich als weiterführende Literatur zu diesem Thema empfehle.

Als Ernährungsweise habe ich die sogenannte Paleo-Diät für mich gefunden. Es gibt inzwischen auch schon die ersten deutschsprachigen Bücher zu diesem Thema.

Du kannst auch im Internet recherchieren. Es geht dabei um eine Ernährung, so wie sie bereits unsere Vorfahren vor mehr als 10.000 Jahren hatten. Die menschliche Verdauung hat sich in dieser Zeit nicht wesentlich verändert und ist somit optimal an diese Ernährungsweise eingestellt. Wir sind nicht dafür ausgerichtet, Fertigessen, Zucker und andere Erfindungen der letzten Jahrzehnte zu verdauen. Solches Essen führt interessanterweise auch zu den verschiedensten Beschwerden der Neuzeit wie Allergien, Verdauungsbeschwerden, Herzinfarkt etc. Amerikanische Ärzte und Therapeuten haben Menschen mit typischen Zivilisationskrankheiten auf die Paleo-Diät umgestellt und ein Großteil der Patienten wurde ohne Medikamente wieder gesund. Der interessante Nebeneffekt war auch, dass alle abgenommen hatten. Einige Spezialisten auf diesem Gebiet sprechen sogar davon, dass diese Ernährungsweise in Kombination mit dem richtigen Sportprogramm, der passenden Nahrungsergänzung und entsprechenden Entspannungsübungen eine Alterung des menschlichen Körpers hinauszögern kann. Die Paleo-Diät stellt also eine Art von Anti-Aging Diät dar.

Bei der Paleo-Diät ernährt man sich ähnlich wie in der Abnehmphase: Fleisch, Fisch, Meeresfrüchte, Gemüse, Obst und Nüsse. Das lässt sich im Alltag nicht immer ganz so umsetzen, aber der Ansatz sollte auf jeden Fall in diese Richtung gehen. Ich esse z.B. täglich Nüsse und nehme trotzdem nicht zu, da ich auf der anderen Seite weniger Kohlenhydrate zu mir nehme und die Fettsäuren in den Nüssen sich nicht anlegen.

Häufige Fragen

Ich bin Vegetarier oder Veganer, welche Eiweiß-quellen kann ich statt Fleisch nehmen?

Das ist eine sehr häufige Frage und es hat auch lange gedauert, bis ich eine passende Antwort finden konnte. Hülsenfrüchte etc. sind nicht erlaubt und Soja hat eine östrogene Wirkung, die auch kontraproduktiv ist bei Personen, die entweder darauf allergisch reagieren oder unter Östrogendominanz leiden. Für Vegetarier ist die Antwort noch relativ einfach: So können Käsesorten genommen werden, die einen geringen Fettanteil haben. Ebenso sind noch Eier eine Möglichkeit.

Die beiden besten Quellen für Veganer, die weder allergen noch östrogen wirken, sind Eiweißpulver aus Hanf oder Reis. Auch die Süßlupine ist möglich. Ebenso der Proteinshake aus der Fitchoice™ Serie der Firma Neways® ist brauchbar, da nur ein Teil davon aus Soja besteht. Diesen habe ich auch selbst meist genommen.

Eine zusätzliche Möglichkeit sind z.B. getrocknete Steinpilze oder Pfifferlinge. Diese kann man in verschiedenen Varianten in die Diät aufnehmen.

Ein weiterer Weg für Veganer sind grüne Smoothies. Hier die klassische Variante:

200 Milliliter Wasser gemeinsam mit 150 Gramm zerkleinertem Grünzeug nach Wahl in einen Mixer geben. Mixe alles 1 bis 2 Minuten. Füge jetzt 150 Gramm zerkleinerte Früchte (aus den erlaubten Früchte) dazu und mixe erneut, bis ein homogener Drink entstanden ist. Wenn dir das Ergebnis zu dickflüssig ist, verdünne es mit Wasser.

Dieses Grünzeug kannst du dafür verwenden:

- Wildgemüse, z. B. Löwenzahn, Vogelmiere, Melde, Weißer Gänsefuss, Wegerich, Giersch, Portulak etc.,

- Kräuter, z. B. Petersilie, Minze, Dill, Basilikum, Oregano etc.,

- Sprossen, z. B. von Alfalfa, Brokkoli, Sonnenblumenkernen etc. (aber keine Hülsenfruchtsprossen),

- grüne Kulturgemüse, z. B. Spinat, Staudensellerieblätter, Mangold, Federkohl (Grünkohl), Rucola sowie Freilandsalate und

- Blätter von z. B. Karotten, Radieschen, Kohlrabi, Rote Bete, Brokkoli, Blumenkohl etc.

Neben der klassischen Variante kannst du sie zum Beispiel mit GreenQi™ und einem der oben angeführten Eiweißpulver mixen. Natürlich können auch Fleischesser die grünen Smoothies als Abwechslung einbinden. Als kleinere Portion eignen sie sich auch als Powerdrink für zwischendurch z.B. an Stelle eines Apfels.

Was mache ich, wenn Kopfschmerzen länger andauern?

Das erste Mittel ist auf jeden Fall mehr Wasser zu trinken, damit die Ausscheidung der Giftstoffe unterstützt wird. Wenn das auch nicht hilft, dann an diesem Tag mehr Maximol™ trinken und die Menge an Anatomix™ und GreenQi™ erhöhen. Beides bindet Gifte und wird vom Körper leicht wieder ausgeschieden. Wenn gar nichts anderes hilft, dann in Ausnahmefällen ein Aspirin nehmen.

Warum dauert die Diät 21 Tage?

Diese Zeit braucht der Körper, um seinen Stoffwechsel umzustellen und den Hypothalamus neu zu programmieren.

Ist die Einnahme der Pille während der 90 Tage möglich?

Ja, die Pille kann normal eingenommen werden. Es ist jedoch ratsam an den kritischen Tagen zusätzlichen Schutz zu verwenden.

Wer darf die Kur nicht machen?

Du solltest über den Start der Kur mit Deinem Hausarzt oder Heilpraktiker sprechen. Das gilt vor allem für Personen, auf die einer der folgenden Punkte zutrifft: chronische oder schwere Krankheiten, Probleme mit den Schilddrüsen, regelmäßige Einnahme von Medikamenten. Schwangere und Kinder dürfen die Kur nicht machen.

Muss ich Sport betreiben?

Aus eigener Erfahrung weiß ich, dass es nicht notwendig ist und von Dr. Simeons auch gar nicht vorgesehen war. Ich würde es auch nicht empfehlen, da die ganzen Kalorienberechnungen dann nicht stimmen. Wer auf seinen Sport nicht verzichten will oder kann, der muss dann selbst berechnen, wie viel Eiweiß zusätzlich benötigt wird. Kohlenhydrate können außer Acht gelassen werden, da für die Energiegewinnung die Fettreserven des Körpers angezapft werden. Ich selbst bin nur ein paar Mal spazieren gegangen, um den Kreislauf anzuregen und die Lymphe bei der Entgiftung zu unterstützen.

Werde ich starkes Hungergefühl verspüren?

In den ersten Tagen kann das passieren. Vor allem in den ersten beiden Tagen, bis der Körper auf die Fettverbrennung umgestellt hat. Aufgrund der Einnahme der Tropfen sollte es das auch gewesen sein. Wenn sich bei mir manchmal Hungergefühl eingestellt hatte, dann machte ich mir eine Tasse mit Grünem Tee und trank diesen langsam und schon war es vorbei. Wenn es ganz schlimm sein sollte, kann auch einmal ein kleiner Apfel zwischendurch gegessen werden.

Was unterstützt zusätzlich die Gewichtsreduzierung?

Proteine spielen eine zentrale Rolle im Abnehmprozess. Damit das aufgenommene Eiweiß auch optimal in die einzelnen Aminosäuren zerlegt wird, ist es wichtig, dass der Magen viel Säure produziert. Es ist daher sinnvoll, wenn du einige Minuten vor dem Verzehr von Eiweiß z.B. den Saft einer halben Zitrone oder etwas Wasser mit Apfelessig trinkst. Dadurch wird die Magensäureproduktion angeregt. Wenn Eiweiß nicht vollständig verdaut wird, dann beginnt es im Darm zu faulen, was zu Durchfall und Blähungen führen kann. Der Körper braucht für die Verwertung von Eiweiß mehr Energie als für die Verbrennung von Kohlenhydraten und daher ist auf eine gute Eiweißverdauung zu achten.

Ich habe noch weitere Fragen

Sollten noch nicht alle Fragen beantwortet sein, so kannst du dich bei meiner *Facebook*-Gruppe anmelden. In dieser Gruppe kann ich jedoch nur allgemeine Fragen beantworten.

Wenn du dich dazu entschließt, das 90-Tage-Programm so umzusetzen wie von mir vorgestellt, dann schicke mir eine E-Mail an info@pichelmayer.net und ich lade dich zu einer geschlossenen *Facebook*-Gruppe ein, in der ich auch spezielle Fragen beantworte. Falls du nicht bei *Facebook* bist oder Fragen hast, die du nicht öffentlich ansprechen willst, dann kannst du auch mein Onlineservice unter www.abnehmprofi.com nutzen.

Bezugsquellen und weitere Infos

Bücher und Lebensmittel zu den erwähnten Themen:
www.pichelmayer.net/onlineshop

CDs und E-Book über Mineralstoffe:
www.pichelmayer.net/cds

Hormony Complex G B12 -Tropfen:
www.pichelmayer.net/hormony

Video zur Magen-Darm-Kur:
www.pichelmayer.net/video

Meine Praxis, Vorträge, Seminare und Kurse:
www.sportkinesiologe.com

Facebookgruppe für allgemeine Abnehmfragen:
www.pichelmayer.net/facebook

Nahrungsergänzung von Neways®:

Wende dich an diese Person, die hier angeführt ist. Sie wird dir weiterhelfen.

Sollte diese Feld frei sein, so kannst du hier online bestellen: www.pichelmayer.net

Nachwort

Am Ende des Buches möchte ich dir danken, dass du bis zum Ende durchgehalten hast.

Das zeigt, dass du ernsthaft an diesem Thema interessiert bist. Ich möchte dir daher noch einen abschließenden Tipp geben:

Wenn du wirklich abnehmen möchtest, dann befolge jetzt die 72-Stunden-Regel. Diese besagt, dass wir nur Dinge in die Tat umsetzten, die wir innerhalb von 72 Stunden auch beginnen.

Beginne jetzt! Triff eine Entscheidung und besorge dir die Bücher, Infos und Nahrungsergänzungen, die für den 90-Tage-Plan benötigt werden und starte durch!

Aus eigener Erfahrung kann ich dir mitteilen, dass es wahrscheinlich die besten 90 Tage deines Lebens sind.

Ich wünsche dir viel Erfolg mit meiner Blaupause!

Dein Andreas Pichelmayer

Hinweis

Der Autor übernimmt keine Verantwortung für die Folgen der hier vorgestellten Methoden und kann auch keine Garantie dafür abgeben, dass es auch bei anderen Personen zu gleichen Ergebnissen kommt.

Bevor du mit einer neuen Kur beginnst, solltest du deinen Arzt oder Heilpraktiker fragen, ob diese für dich geeignet ist.

Nahrungsergänzung ist kein Ersatz für eine ausgewogene Ernährungsweise.

Der Inhalt des Buches stellt zum Teil subjektive Erfahrungen des Autors dar und es müssen sich die Ausführungen nicht mit wissenschaftlichen Erkenntnissen decken.

Die Ausführungen stellen auch keine Form der Selbstbehandlung oder -diagnose dar. Sie ersetzen auch nicht den Besuch eines Arztes oder Heilpraktikers.